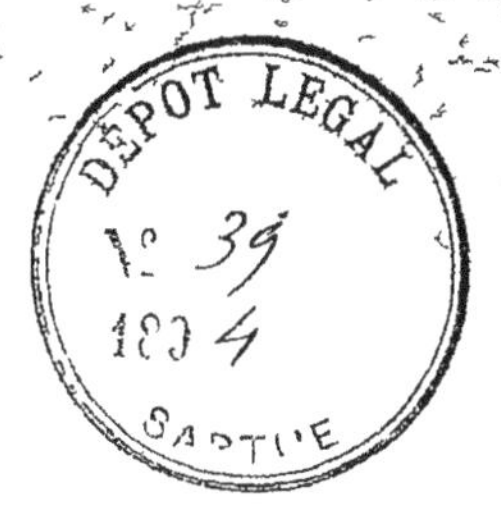

DE
L'APHASIE PNEUMONIQUE PASSAGÈRE

PAR

LÉON BOUYSSOU

DOCTEUR EN MÉDECINE DE LA FACULTÉ DE PARIS

PARIS
G. STEINHEIL, ÉDITEUR
2, rue Casimir-Delavigne, 2

1894

DE

L'APHASIE PNEUMONIQUE PASSAGÈRE

PAR

Léon BOUYSSOU

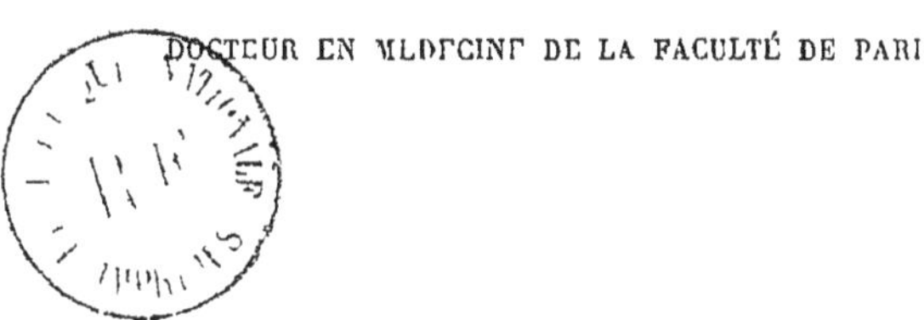

DOCTEUR EN MÉDECINE DE LA FACULTÉ DE PARIS

PARIS

G. STEINHEIL, ÉDITEUR

2, rue Casimir-Delavigne, 2

1894

A MON PÈRE

A LA MÉMOIRE DE MA MÈRE

A LA MÉMOIRE DE MON FRÈRE

LE DOCTEUR ALFRED BOUYSSOU

A MES FRÈRES

A MES MAITRES

MEIS ET AMICIS

A MON PRÉSIDENT DE THÈSE

M. LE PROFESSEUR CORNIL

INTRODUCTION

Il nous a été donné d'observer à l'hospice des Ménages, dans le service de M. le Professeur agrégé Chantemesse un cas de pneumonie marquée dans son évolution par l'abolition subite et complète du langage articulé, abolition précédée de sensation de fourmillement dans le membre supérieur droit et coïncidant avec une paralysie de la moitié droite de la face. Cette attaque d'aphasie ne fut que passagère et la malade recouvra une heure après l'usage de la parole. La rareté du fait, l'intérêt du cas observé ont déterminé notre maître à nous faire choisir cet exemple comme point de départ de notre thèse inaugurale; cette observation a, d'ailleurs, fourni le sujet d'une intéressante communication faite par M. Chantemesse à la Société médicale des hôpitaux le 22 décembre 1893.

Les paralysies du cours et de la convalescence de la pneumonie ont attiré depuis longtemps l'attention des cliniciens et ont été, dans ces temps derniers, l'objet de travaux importants. De nos jours, l'aphasie a été également signalée au nombre des complications de la pneumonie. A cette observation personnelle, nous avons joint quelques-unes de celles qui sont éparses dans la littérature médicale, et, les présentant dans un travail d'ensemble, nous avons essayé de faire pour l'aphasie de la pneumonie ce qui a déjà été fait pour l'aphasie de la fièvre typhoïde (1).

Nous avons intitulé notre travail : *De l'aphasie pneumonique passagère ;* précisons tout d'abord la portée et les limites de notre sujet.

Nous n'avons en vue dans cette étude que les cas où l'aphasie apparaît à titre d'accident dans le cours ou la convalescence d'une pneumonie, et disparaît après une durée trop courte pour pouvoir être attribuée à une lésion grossière, macroscopique, telle que méningite, ramollissement, embolie, etc..,

C'est donc un phénomène de même ordre que l'hémiplégie pneumonique.

Nous pourrons voir d'ailleurs que l'aphasie s'accompagne le plus souvent d'hémiplégie du côté droit, ce qui fait entrevoir l'identité du mécanisme pathogénique.

L'explication de ces accidents a donné lieu à bien des théories. Cela tient, croyons-nous, à la multiplicité des causes qui peuvent leur donner naissance ; vraie pour un nombre restreint de cas, chaque théorie ne saurait les expliquer tous.

Nous essaierons de montrer qu'un certain nombre de faits ne relèvent d'aucune de ces interprétations, et nous cher-

(1) R. Kuhn — Cité par R. Longuet. — *Union médic* Avril 1884

cherons si les données actuelles de la science permettent de leur appliquer une interprétation nouvelle.

Avant d'aborder l'étude du sujet dont nous venons de tracer l'exposé, nous prions M. le professeur Cornil d'agréer l'hommage de notre gratitude pour l'honneur qu'il nous a fait en voulant bien accepter la présidence de notre thèse.

Que M. le docteur Chantemesse, sous l'inspiration de qui ce travail a été fait, nous considère comme son reconnaissant obligé, pour la peine qu'il a, tout aimablement, prise, de nous donner les indications nécessaires pour mener à bien nos recherches.

C'est à Saint-Antoine, dans le service de M. Hanot, que nous avons fait nos débuts dans les études médicales. Cet excellent maître, que des circonstances antérieures nous avaient appris à connaître, s'est toujours montré plein de bienveillance à notre égard. Ce n'est pas assez d'avoir inscrit son nom dans le cours de ce faible ouvrage; la reconnaissance oblige, et c'est dans ce sentiment que nous le prions ici même de recevoir l'hommage de notre gratitude pour l'enseignement que nous avons puisé dans son service.

Les mêmes devoirs nous engagent envers tous nos maîtres et particulièrement envers M. le professeur Pinard, MM. Th. Anger, Tuffier, Schwartz, J. Simon, Ballet.

Il est un nom qui trouve ici sa place, c'est celui de notre maître et ami le Docteur Guinard, chirurgien des hôpitaux; qu'il reçoive l'assurance de notre affection.

HISTORIQUE

La clinique n'est pas depuis longtemps en possession des éléments de cette étude.

On ne saurait mettre trop de réserve dans la recherche d'exemples indiscutables d'aphasie pneumonique au-delà de ce dernier quart de siècle, avant Broca et Trousseau.

Ainsi s'explique-t-on le silence à peu près unanime à ce sujet de nos meilleurs classiques.

L'aphasie manque dans les cas de Lépine (1), bien que deux fois, la paralysie siégeât à droite, ainsi que chez un malade de Macario (2), qui fut aussi paralysé du côté droit.

Trousseau a observé l'aphasie dans la fièvre typhoïde (3); MM. Brouardel et Hanot (4), dans la variole; M. Landouzy, dans sa thèse d'agrégation (5), signale l'aphasie parmi les paralysies *accidents* ou *épilogues* des maladies aigues

(1) Lépine. — *De l'hémiplégie pneumonique*, th Paris, 1870
(2) Macario — Sur les paralysies dynamiques *Gaz médic*, Paris 1857-58
(3) Trousseau — *Clinique médicale de l'Hôtel Dieu*, t II, p 571
(4) Legroux — *De l'aphasie*, th d'agrég, 1875, p 91.
(5) Landouzy — *Des paralysies dans les maladies aigues*, th agrég, 1880.

Enfin, en 1882, M. Rondot, de Bordeaux (1), communique une observation d'aphasie passagère dans la convalescence d'une pneumonie. Ce sujet s'est enrichi, depuis, de quelques nouveaux cas, aussi lorsque M. Boulloche a présenté son remarquable travail sur les paralysies pneumoniques (2), il n'a eu garde d'oublier l'aphasie parmi les complications cérébrales de la pneumonie.

(1) Rondot — *Gaz hebd Sc Med Bordeaux*, 1882, p 495
(2) Boulloche — *Des paralysies pneumoniques*, th Paris, 1892

DESCRIPTION

Nous rapportons, au cours de ce travail, un certain nombre d'observations dont le caractère commun est la présence de l'aphasie pendant l'évolution d'une pneumonie. En dehors de ce fonds de ressemblance, il est des particularités propres à chaque cas que nous essayerons de dégager et d'incorporer au tableau clinique de l'aphasie pneumonique.

Pour donner une idée générale de la marche des accidents, nous allons rapporter, en tête de cette description, l'observation qui nous est personnelle :

Observation I — *Aphasie passagère dans le cours d'une pneumonie. — Fourmillements dans le bras droit — Paralysie de la moitié droite de la face* (personnelle).

Une femme de soixante-dix-sept ans, pensionnaire de l'hospice des Ménages, service de M Chantemesse, avait eu, il y a six ans, une pneumonie qui avait évolué sans incidents Depuis lors elle avait continué à tousser et à cracher Le 25 mars 1893, se trouvant chez sa nièce, elle ressentit une sensation de faiblesse et eut, à trois reprises, des étourdissements qui l'obligèrent à s'asseoir. La parole était intacte

Le 26 et le 27 mars, la santé ne fut que peu modifiée. Le 28, elle éprouva un nouvel étourdissement. Elle commença à souffrir dans le côté droit de la poitrine et à tousser beaucoup. Le 29 mars, à huit heures du matin, étant encore au lit, elle fut prise d'un étourdissement et perdit connaissance pendant cinq minutes Revenue à elle, elle put reconnaître très bien les personnes de son entourage et parla sans aucune difficulté.

Elle attira l'attention sur des fourmillements qu'elle ressentait dans le bras droit. A onze heures, l'expectoration était teintée de rouge. A midi, nouvelle perte de connaissance, suivie d'un retour complet de l'intelligence et de la parole. A une heure, elle se sentait assez bien pour venir regagner sa demeure, cet hospice. En voiture, pendant une conversation que la patiente tenait avec sa nièce, la parole se supprima brusquement La malade pouvait encore remuer un peu la langue. Elle faisait effort pour parler à sa nièce, et voulant nommer la surveillante de la salle, Mme Sparr, elle ne put émettre que la syllabe *arr*. A ce moment la face était déviée et tirée à gauche.

Un quart d'heure après le début de ces accidents aphasiques, la malade n'avait pas perdu connaissance. Les yeux étaient fixes Elle ne pouvait prononcer aucune syllabe. Arrivée ici, elle ne put descendre seule de voiture On dut la monter à l'infirmerie ; elle paraissait ne plus reconnaître sa nièce Sa bouche était déviée ; elle ne put avaler ce qu'on tentait de lui faire boire. Tout en restant éveillée, elle ne paraissait pas comprendre les questions qu'on lui adressait à haute voix; elle ne pouvait, sur la demande de l'interne, ni tirer la langue, ni serrer la main Il n'existait pas de paralysie motrice ou sensitive des membres du côté droit. Ses reflexes rotuliens étaient conservés des deux côtés La température axillaire marquait 39°

Application de sinapismes aux membres inférieurs et à la nuque.

Une heure après, la parole revient à la malade, qui se plaint de la douleur des sinapismes. Elle avait le souvenir vague, comme celui d'un rêve, des incidents survenus pendant sa période d'aphasie et des soins qu'on lui avait donnés. Le lendemain, tous phénomènes paralytiques faisaient entièrement defaut Un herpès labial apparut à la lèvre inférieure La pneumonie, qui évoluait à droite, suivit une marche favorable et guérit rapidement.

La malade n'avait aucune lesion cardiaque, ni sucre, ni albumine dans l'urine. Elle présentait un peu d'athérome artériel fréquent et naturel à son âge. La parole et les fonctions cérébrales étaient redevenues intactes.

Ce cas d'aphasie pneumonique est remarquable par sa netteté, par sa rapide disparition, par sa limitation en dehors de tout phénomène hémiplégique durable portant sur les membres du côté droit.

C'est d'ordinaire à la fin du deuxième ou du troisième jour à partir du début de la pneumonie que le symptôme d'aphasie éclate. Il est précédé ordinairement, à un intervalle de quelques heures, soit de céphalalgie, soit d'étourdissements allant jusqu'à la syncope, soit de phénomènes vertigineux fugaces, soit encore d'une sensation d'engourdissement et de fourmillements dans la moitié droite de la face et dans le membre supérieur droit. Parfois, ces derniers phénomènes sont manifestement hémiplégiques.

L'aphasie peut débuter brusquement sans perte de connaissance et sans obnubilation complète de l'intelligence. D'autres fois, elle fait suite à une véritable attaque apoplectiforme.

Cette aphasie se présente avec tous les caractères de l'aphasie dite ataxique, par lésion de la troisième circonvolution frontale gauche. Le malade ne peut prononcer que quelques monosyllables, plus ou moins appropriés à ce qu'il veut dire. Il est dans l'impossibilité complète de formuler sa pensée par la parole ou par l'écriture. Au début, l'intelligence est obtuse et le patient ne semble pas comprendre ce qu'on lui dit. Au bout de quelques heures, l'intelligence est suffisamment revenue pour que le malade puisse faire comprendre par gestes qu'il ne peut parler.

En même temps que l'aphasie on constate généralement des désordres de voisinage. La paralysie du facial inférieur droit est presque constante; la face est déviée du côté gauche; le pli naso-labial est effacé ou moins marqué à droite; l'obiculaire des paupières est respecté.

La langue est déviée du côté droit.

L'hémiplégie droite peut être complète, mais le plus souvent, la paralysie est limitée à la face, à la langue et au membre supérieur du côté droit.

D'ordinaire, la sensibilité et les réflexes tendineux ne sont que peu modifiés.

Aux troubles de la motilité s'ajoutent, dans les cas intenses, des phénomènes vaso-moteurs caractérisés par la rougeur des membres paralysés, par un œdème plus ou moins localisé et souvent par une augmentation de température de plusieurs dixièmes de degré, appréciable à la main et au thermomètre.

Ces accidents paralytiques ne paraissent modifier d'aucune façon la marche de la pneumonie. Ils ne troublent pas son évolution, soit qu'ils apparaissent dans le premier stade de la maladie, soit qu'ils se montrent dans la période terminale, à la veille de la convalescence. Ils peuvent s'installer et disparaître dans une pneumonie légère et dans une pneumonie grave terminée par la mort. La résolution des phénomènes paralytiques n'implique aucune valeur pronostique au sujet de la terminaison de la pneumonie.

La durée de l'aphasie est courte. Elle se montre d'ordinaire dans les premiers jours de la pneumonie et, d'emblée, elle atteint son maximum d'intensité. Elle disparaît peu à peu, soit après quelques heures, soit après avoir persisté quatre ou cinq jours au plus. Parfois, vingt-quatre heures après l'apparition d'une aphasie complète, la parole a retrouvé son entière intégrité. Cette restitution fonctionnelle ne s'applique pas toujours à la paralysie concomitante des membres. La parésie faciale cesse d'ordinaire avec l'aphasie, mais la paralysie hémiplégique complète est plus tenace. Elle demande parfois plusieurs semaines pour disparaître entièrement et pour que le membre inférieur retrouve son entier fonctionnement. Dans tous les cas d'aphasie pneumonique dont nous avons connaissance la pneumonie siégeait du côté droit.

Tel est le tableau général des accidents que nous avons en vue. A la fin de cette description, nous croyons devoir une mention spéciale pour une observation qui diffère cliniquement des autres en ce que l'aphasie s'est montrée sans trace de paralysie, même de la face, et cela pendant la convalescence de la pneumonie :

Observation II. — *Atrophie musculaire des jambes ; aphasie transitoire sans paralysie dans la convalescence d'une pneumonie aigue.* Rondot. *Gaz. Hebd. Sc. Méd., Bordeaux*, 1882, p. 493 (Résumée).

P. M.. , 30 ans, contracte, à la fin de juillet, une pneumonie gauche classique.

Pendant les premiers jours, symptômes nerveux marques par du délire, de la somnolence et une légère dilatation de la pupille gauche.

Au neuvième jour, convalescence.

16 août, — On constate un amaigrissement considérable des mollets et une diminution très légère de la circonférence des bras. La marche est possible, mais elle s'accompagne d'un peu d'incertitude et d'une légère titubation ; la station debout est mal assurée et amène quelques oscillations que n'exagère pas l'occlusion des yeux. Pas d'incoordination.

L'électrisation faradique détermine la contraction de tous les muscles des parties atrophiées.

Sensibilité intacte sur tout le corps. Exagération du réflexe rotulien à droite et à gauche Pas de troubles de la vue.

25 août. — Il se déclare dans les deux genoux des douleurs, siégeant aux deux côtés de l'axe transversal de l'articulation.

2 septembre — Le malade, sous l'influence d'une alimentation copieuse, de toniques, de l'électrisation et de frictions récupérait graduellement la force de ses membres inférieurs quand survient subitement une attaque d'*aphasie*. Au matin il perçoit à son réveil quelques sifflements dans les oreilles, il ressent une violente douleur et perd l'usage de la parole, ne pouvant répondre que par *oui* ou *non* aux questions qu'on lui pose. Céphalalgie nettement limitée au côté droit de la tête et s'étendant sur le pariétal et le front jusqu'au sourcil. L'*aphasie* se manifeste par l'impossibilité de traduire la pensée par des mots, l'intelligence paraissant intacte ; il émet quelques monosyllabes ou bégaie des phrases inintelligibles, tout en manifestant par ses gestes et par le jeu de sa physionomie qu'il veut parler. La langue et les lèvres n'offrent aucune altération de motilité, pas plus que les membres supérieurs

Le *lendemain 3 septembre*, le malade est complètement rétabli, il parle sans effort ni difficulté. Aucun trouble de la sensibilité.

Le *11 septembre*, quitte l'hôpital complètement guéri

Malgré les différences cliniques que présente cette observation avec celles dont nous avons donné plus haut la description, nous ne pensons pas qu'il soit nécessaire de l'interpréter différemment. Le caractère transitoire de l'aphasie, les liens de causalité qui l'unissent à la pneumonie ne nous permettent pas de la séparer; elle nous apparaît comme l'homologue des paralysies tardives de la pneumonie.

Nous avons limité notre étude aux cas où l'aphasie apparaît à titre passager pendant l'évolution d'une pneumonie; on comprend cependant que la maladie puisse se terminer par la mort, le syndrôme « aphasie » s'étant montré pendant la vie; dans certains cas de ce genre, les constatations anatomiques peuvent être nulles. Tel est le fait observé par M. Balzer (obs. VII) : le cerveau était sain et l'examen histologique de la circonvolution de Broca ne lui a révélé la présence d'aucun corps granuleux pouvant fait songer à un ramollissement,

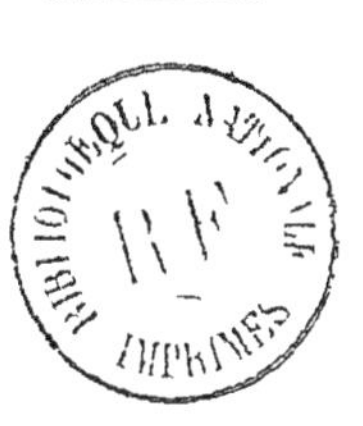

PATHOGÉNIE

Les anciens expliquaient les faits de ce genre en invoquant des sympathies. Les modernes, appelant actes réflexes les mêmes phénomènes, les étudièrent avec plus de soin et essayèrent d'en pénétrer le mécanisme.

Une excitation, partie de l'organe lésé, le poumon, par l'intermédiaire du grand sympathique et des centres vaso-moteurs serait suivie de contracture vasculaire, d'où anémie et suppression du fonctionnement dans le territoire nerveux exsangue. Cette théorie s'appuie sur le fait bien connu de la fréquence des troubles vaso-moteurs de la pneumonie : rougeur de la pommette, différence de température des deux cotés du corps. Ces troubles de l'innervation qui se traduisent ici par la dilatation des vaisseaux pourraient ailleurs amener leur contraction.

Pour si séduisante que paraisse cette théorie nous ne pensons pas qu'elle doive être acceptée sans réserve. Il nous paraît difficile d'admettre avec Vulpian (1) qu'une excitation de la

(1) VULPIAN *Leçons sur les vaso-moteurs*, 1875

nature de celle qu'exerce le bloc hépatisé sur les filets du sympathique puisse déterminer la suppression de la motilité ou l'amnésie des signes.

M. Lépine, dans un travail remarquable (1), invoque, pour expliquer les hémiplégies pneumoniques, d'une part, les altérations vasculaires du cerveau si communes chez les vieillards, d'autre part, les modifications produites par la pneumonie dans la crase sanguine et dans l'impulsion du cœur. Sous l'influence de la gêne circulatoire et des obstacles apportés à l'hématose, un département cérébral déjà irrigué par des artères athéromateuses ne recevrait plus une quantité de sang suffisante et tous les phénomènes d'ictus et d'hémiplégie s'expliqueraient par l'ischémie cérébrale plus ou moins étendue.

La pathogénie proposée par M. Lépine est parfaitement applicable aux cas qu'il a observés, mais il n'a eu en vue que l'hémiplégie des vieillards. Cet éminent observateur s'est d'ailleurs gardé de généraliser. « En somme, dit-il à la fin de son travail, je pense qu'il ne faut pas rapporter à l'action d'une seule cause les accidents hémiplégiques de la pneumonie des vieillards : une prédisposition organique (probablement l'athérome) paraît nécessaire, et les influences que nous avons mentionnées en déterminent le développement ».

Parmi les cas que nous avons cités il peut y en avoir qui relèvent de la théorie de M. Lépine ; l'âge avancé de certains malades, la constatation d'athérome des artères radiales ou d'ailleurs font penser à ce mécanisme, connu sous le nom de *claudication intermittente* (Charcot). Mais il en est d'autres

(1) Lépine. *De l'hémiplégie pneumonique*, th. Paris, 1870.

où l'aphasie et l'hémiplégie se sont montrées chez des sujets jeunes et dont l'appareil circulatoire paraissait en bon état. D'autre part, leur curabilité, le retour intégral et souvent rapide de la fonction exclut toute idée de lésion en foyer, de processus de destruction.

Ce sont les cas de ce genre que nous allons essayer d'expliquer.

On a pensé que les paralysies fugaces, l'aphasie passagère, observées dans le cours des maladies infectieuses, étaient sous la dépendance de l'hystérie créée ou réveillée par l'action de toxines microbiennes. Dans les cas qui nous occupent, nous ne croyons pas que cette supposition soit fondée. L'aphasie pneumonique même légère ne ressemble en rien à l'aphasie compliquée de mutisme hystérique. Cette dernière laisse l'intelligence intacte et n'est pas compliquée d'agraphie, tandis que l'aphasie pneumonique évolue avec les symptômes qui caractérisent une altération fonctionnelle ou matérielle de la troisième circonvolution gauche.

Quelques auteurs ont émis l'idée que ces phénomènes étaient de nature toxhémique. Sans nier l'influence exercée par une cause de cette nature, nous croyons qu'il s'agit surtout, à côté d'altérations nutritives, qui, bien que discutées dans leur essence ne doivent pas plus épargner le tissu cérébral tout entier que le parenchyme hépatique et la fibre musculaire, de *troubles circulatoires localisés, d'ischémie partielle.*

L'œdème aigu de Buhl et Hoffmann, l'engouement lymphatique périvasculaire de Popoff, la congestion hyperhémique de Grasset, peuvent jouer leur rôle dans le mécanisme, mais aucune de ces diverses théories ne satisfait entièrement ;

ce qui fait défaut, c'est la raison même de cette localisation.

Nous sommes ainsi amenés à nous demander si les désordres passagers dont il est est question ne reconnaîtraient pas comme cause éloignée une *prédisposition fonctionnelle* de la sylvienne gauche ou d'une partie de cette artère. Chez les sujets jeunes, ces désordres ne seraient que l'expression d'une souffrance de cet organe, due à une altération non appréciable, *sine materia*, évoluant peut-être vers l'athérome et se traduisant par cette lésion dans l'aphasie pneumonique des vieillards.

Nous savons que les différents éléments qui concourent à la formation de nos organes ont une vitalité qui leur est propre et présentent, d'après une influence héréditaire ou acquise, des particularités non seulement d'un individu à l'autre, mais chez le même individu et parfois dans des parties limitées d'un même organe.

Cette prédisposition nous explique bien pourquoi certains individus réagissent différemment sous l'action d'un poison, pourquoi tel alcoolique présente des troubles de l'appareil digestif et de ses annexes, pendant que tel autre devient aliéné. C'est une raison de même ordre qui nous permet de comprendre les faits de cirrhose localisée à un lobe du foie ou à une partie de lobe, tels qu'il nous a été donné d'en constater chez notre maître, M. Hanot. Cet observateur, que nous aimons à citer, nous a fait part bien souvent de ce détail : d'une autopsie faite avec M. Pierret et dans laquelle le sujet présentait symétriquement des deux côtés du cou, sur le trajet de la carotide primitive, deux foyers d'athérome très limités. L'observation la plus minutieuse du système artériel fut négative dans toute autre région.

Pourquoi là et nulle part ailleurs? Nous croyons y répondre en invoquant une prédisposition limitée à ces parties d'organe.

Rien d'étonnant alors que ces différenciations se retrouvent et se manifestent dans un organe d'une structure aussi complexe que celle du cerveau. La circulation s'effectue normalement dans l'état ordinaire, mais vienne une cause perturbatrice, la pneumonie, cette cause insuffisante pour agir sur l'organe sain n'atteindra que le tissu déjà malade.

Mais quelle sera la cause prochaine qui, du fait de la pneumonie produira des modifications de l'activité cérébrale, aboutissant à une suppression de la fonction, à la paralysie, à l'aphasie?

Avant de répondre à cette question, nous devons établir que l'aphasie, seule ou avec hémiplégie, n'est pas une exception en pathologie, un accident spécial à la pneumonie.

L'aphasie passagère peut s'observer dans les maladies aigues. Parmi celles-ci, il faut citer en première ligne la fièvre typhoide, la thèse de R. Kuhn (1) en contient de nombreux exemples. Elle n'est pas rare dans les accès palustres; Grasset (2) en cite plusieurs cas tous comparables entre eux : un malade est pris, généralement pendant le stade de chaleur, d'une impossibilité de s'exprimer, complète ou non; tous ces accidents disparaissent avec l'accès ou persistent à peine quelques heures après lui. Cette aphasie, nous la retrouvons encore dans les maladies dyscrasi-

(1) R. Kuhn, *loc cit*
(2) Grasset — *Montpellier medical*, 1876.

ques ou infectieuses, diabète, syphilis, scarlatine, rougeole ; dans certaines intoxications, alcool, oxyde de carbone. C'est une aphasie essentiellement temporaire : ce caractère la rapproche de l'aphasie de la pneumonie. Enfin c'est une aphasie sans lésion. MM. Brouardel et Hanot (1) ont observé l'aphasie dans cinq cas de variole. Les malades amenés au deuxième jour de l'éruption avec des varioles d'intensités différentes, étaient manifestement aphasiques. Deux ont cessé complètement et subitement de l'être au moment de la fièvre de suppuration ; deux sont morts et l'autopsie n'a révélé aucune lésion cérébrale appréciable. Même résultat négatif dans l'autopsie d'aphasie consécutive à la pneumonie, dont nous avons parlé plus haut (obs. VII).

Si nous cherchons le lien qui unit ces diverses affections, nous croyons pouvoir affirmer que ce sont des maladies à manifestations toxiques.

Aujourd'hui ou la découverte du pneumocoque et l'étude de ses propriétés ont définitivement rangé la pneumonie parmi les maladies infectieuses, où l'infection tend à être regardée comme l'expression d'une intoxication, ne sommes-nous pas invités à chercher dans cette infection même la cause des troubles circulatoires qui nous occupent? MM. Lépine et Guérin (2) ont trouvé des alcaloïdes toxiques dans les urines pneumoniques, probablement liés à la vie des agents pathogènes. MM. Roger et Gaume (3) ont établi qu' « un sujet atteint de pneumonie élimine par l'urine deux à trois fois moins de poison qu'à l'état de santé »; qu' « au moment

(1) Legroux, *loc cit*
(2) Lépine et Guérin — *Revue de Med*, 1884
(3) Roger et Gaume. — *Revue de Méd.*, 1889.

de la défervescence la toxicité urinaire augmente brusquement, pour descendre ensuite lentement ou brusquement au-dessous du coefficient normal », ce qui indique que les divers poisons urinaires sont retenus dans l'organisme pendant la phase fébrile de la maladie.

Ces produits toxiques entraînés par le sang n'exerceraient-ils pas une action spéciale, *spasmodique*, à des degrés divers, sur les éléments de l'artère en voie de dégénérescence? La susceptibilité de ce vaisseau variant en même temps que l'état dyscrasique du sang, dès que cesserait d'agir cette influence vaso-motrice, les cellules cérébrales reprendraient leur fonctionnement : brusquement, si l'atteinte portée à leur nutrition a été minime, progressivement, si leur souffrance a été plus grande. Dans d'autres cas enfin, si le malade est mort, soit du fait de la pneumonie, soit qu'une manifestation analogue se soit exercée dans le territoire d'un organe essentiel, le bulbe par exemple, il n'y aura pas de lésion à l'autopsie. Qu'il y ait une altération quelconque, c'est indéniable, mais il s'agit là d'un trouble fonctionnel, d'une lésion, dite *sine materia*, parce qu'elle est trop fine ou trop passagère pour être visible à nos yeux.

Si nous nous sommes crus permis d'invoquer cette théorie, c'est qu'elle nous paraît vraisemblable dans certains cas; nous devons avouer cependant qu'elle a seulement la valeur d'une hypothèse, que les actions réciproques entre l'agent infectieux et le terrain sur lequel il se développe sont des points où la lumière n'est pas encore faite. Pour le moment le déterminisme rigoureux de ces phénomènes nous échappe.

Diagnostic — Pronostic, — Traitement

Le diagnostic d'aphasie pneumonique doit répondre à cette double question :

1o La perte du langage est-elle due à l'aphasie?

2o Ce symptôme relève-t-il d'un désordre fonctionnel?

Il n'est pas difficile, en général, de reconnaître l'aphasie, mais ici la présence de la pneumonie peut compliquer le diagnostic; elle rend l'examen du malade plus délicat, et peut faire mettre les troubles de la parole sur le compte de l'état général, si on n'a pas assisté au début de l'attaque. Néanmoins la présence fréquente de troubles de la motilité à droite, ledébut souvent apoplectiforme dirigeront l'attention de ce côté. On s'apercevra alors que le malade n'est pas tout à fait étranger à ce qui l'entoure, qu'il ne répond aux questions que par un ou deux monosyllabes, quelquefois un ou deux mots, toujours les mêmes, mais articulés avec la plus grande netteté, au point de vue de l'intensité du son. La constatation de ces particularités est indispensable pour ne pas attribuer les accidents à la stupeur ou au coma, d'une part, de l'autre, à la paralysie de la langue ou des cordes vocales et à l'aphonie.

La coexistence d'une autre forme constatée d'aphasie assurerait le diagnostic.

Le second point capital sera d'établir que l'aphasie doit être mise sur le compte d'un trouble fonctionnel. L'absence de signes méningitiques, le retour rapide et complet de la fonction feront rejeter l'idée d'une lésion en foyer.

Elle se distinguera de l'aphasie hystérique par l'absence des stigmates de la névrose.

Le pronostic est ordinairement bénin, mais si l'aphasie pneumonique est en elle-même une complication légère, elle peut aussi être liée à une pneumonie grave. Aussi le traitement s'adressera-t-il en totalité à la pneumonie. L'alcool sera le médicament de choix, car il faut soutenir les forces du malade et essayer de le mettre en état de supporter l'atteinte de la pneumonie. La révulsion sur le thorax pourra peut-être aussi rendre de grands services. Quant aux émissions sanguines, elles doivent être employées avec prudence, car elles ont pour résultat d'affaiblir le malade, et l'épuisement des forces est une condition favorable à la production de désordres du système nerveux.

CONCLUSIONS

I. — La pneumonie peut provoquer l'apparition de phénomènes d'aphasie peu durables.

II. — Cette aphasie pneumonique passagère se présente avec tous les caractères de l'aphasie dite ataxique, par lésion de la troisième circonvolution frontale gauche.

III. — Elle s'accompagne le plus souvent de désordres de voisinage pouvant aller jusqu'à l'hémiplégie complète du côté droit.

IV. — Elle offre la plus grande ressemblance avec l'aphasie provoquée par les maladies infectieuses ou toxiques.

V. — C'est une aphasie sans lésion appréciable.

VI. — Favorisée par le rétrécissement athéromateux de la cérébrale moyenne gauche, elle reconnaît le plus souvent pour cause un spasme fonctionnel de ce vaisseau, dû à l'action des toxines microbiennes.

VII.— Sa durée est courte et son pronostic ordinairement bénin.

OBSERVATIONS

OBSERVATION III — *Pneumonie du sommet droit. — Monoplégie droite. — Aphasie — Guérison.* — RENDU in BOULLOCHE, *Des paralysies pneumoniques*, th. Paris, 1892, p 21

Le nommé P. H. ., âgé de 23 ans, entre à l'hôpital Necker *le 6 juin 1885 ;* il a été pris trois jours auparavant de frisson violent et d'un point de côté à droite , il a dû cesser tout travail; *le 5 juin,* delire

A son entrée, on constate, en arrière, au sommet droit de la poitrine, un souffle tubaire intense. A ce niveau, il y a une matité très nette, exagération des vibrations thoraciques et bronchophonie. Crachats striés de sang

7 juin - Les signes observés la veille ont augmenté d'intensité ; le malade présente de la cyanose, du souffle en avant et dans l'aisselle Saignee de 400 grammes

8 juin. — Le malade n'a plus de delire T. matin, 39°6, soir, 38°8. On entend pour la première fois des râles crépitants de retour Râles de bronchite à la base droite

10 juin. — La température est redevenue normale, le souffle persiste encore, mais très attenue.

Il s'est produit la veille une complication. Le malade est dans l'impossibilite absolue de remuer le bras droit. La figure est deviee du côte gauche , le pli naso-labial a disparu à droite ; l'orbiculaire des paupières est respecté — Rien absolument au membre inférieur dont tous les mouvements sont conservés

Aphasie. — L'intelligence est intacte, mais le malade a de la peine à trouver les mots qu'il prononce assez distinctement.

Il n'y a aucun trouble de la sensibilité.

Diagnostic. — Monoplégie du membre supérieur et paralysie du facial inferieur droit Aphasie.

12 juin — Apyrexie complète Délire très léger pendant la nuit. L'aphasie a considérablement diminué Il y a encore une très légère déviation de la face.

Pas d'anesthésie pharyngée

Le malade se trouve bien ; it peut raconter que l'avant-veille il n'a pas perdu connaissance, mais il a senti son membre supérieur droit devenir progressivement de plus en plus lourd.

Les seuls signes physiques qui persistent sont les suivants : rudesse du murmure vésiculaire en avant , en arrière, après les grandes inspirations, bouffées de râles crépitants

13 juin. — Il n'y a plus d'aphasie ni de deviation de la face. Au dynamomètre, main droite 24, main gauche 34; le malade était droitier.

16 juin. — Guérison complète de la monoplégie

Observation IV. — *Ein Fall von transitoricher Aphasie und Hemiplegie bei Pneumonie* Hulsmeyer, Inaug. Diss Wurtzbourg 1885. — In Boulloche. (Thèse citée).

Le *6 février*, G Sch , 32 ans, entre à l'hôpital avec une pneumonie aigue ayant debuté brusquement deux jours auparavant (frisson, fièvre, point de côté à droite, etc.)

Rien à noter dans ses antécédents : ni syphilis, ni alcoolisme.

A la base droite, submatité, souffle tubaire et râles crépitants. Urines albumineuses Temp oscille entre 40°3 et 39°2.

Le jour même, dans la soirée, le malade a un étourdissement On remarque qu'il ne peut plus parler, ou plutôt qu'il lui faut un long temps pour trouver ses mots , il y a même des idées qu'il ne peut pas exprimer, des objets qui lui sont familiers et qu'il ne peut désigner par leur nom Intelligence intacte Il comprend ce qu'on lui dit et il fait entendre par signes qu'il ne peut exprimer sa pensée.

Paralysie du facial inférieur Commissure droite abaissée.

Légère déviation de la langue du côte droit

Impossibilité de souffler, de siffler.

Les mouvements de la main droite sont plus lents, la pression y est moins forte. Rien dans le membre inférieur.

Pas de troubles de la sensibilité.

L'examen laryngoscopique montre qu'il n'y a aucun trouble de ce côté

9 fevrier. — Même etat. Temp , m. 39°6 , s. 40°3.

10 février — Le malade a retrouvé l'usage de la parole. Les phénomènes parétiques ont disparu ; seule, la langue est encore légèrement deviée à droite

11 février. — Disparition complète de l'aphasie et de la paralysie

La pneumonie est en résolution. Polyurie abondante. L'examen ophtalmoscopique ne révèle rien d'anormal

3 mars. — Guérison complète, sans complication.

Observation V. — *Hémiplegie avec aphasie dans le cours d'une pneumonie.* — Stephan. Des paralysies pneumoniques *Rev. Méd.*, 1889, p. 60 (Résumée in thèse Boulloche)

Homme de 43 ans, bien portant jusque-là, sauf un léger malaise, perd soudain connaissance le 3 avril. Mouvements convulsifs dans la face, le bras et la jambe à droite

3 avril. — T 38°6. Expectoration de crachats sanguinolents — Le malade n'est pas tout à fait sans conscience. Langue sèche et sale, pas déviée.

Aphasie — Les membres droits sont froids, cyanosés; à gauche, état normal. Le bras droit et la jambe droite sont inertes et flasques Œdème du dos de la main à droite.

3 au 4 avril — T. 39°. Parole améliorée. Les troubles paralytiques et vaso-moteurs persistent — Pneumonie droite. Delire.

Le *6 avril* environ, disparition de l'aphasie et de la paralysie du membre supérieur droit. Pas de troubles de la sensibilité.

17 avril — Herpès labial à droite

Le *20 avril*, le malade était apyrétique.

Dès le *21 avril*, convalescence.

Le *5 mai*, il persiste encore une parésie de la jambe droite qui s'améliore progressivement.

Au commencement de juillet, guérison complète.

Observation VI — *Pneumonie double — Arythmie cardiaque. Hémiplégie droite passagère accompagnée d'aphasie* — Carre. *Gaz. Hebd.*, 1888, p. 472.

F..., 58 ans, homme actif, violent, à la suite de quelques contrariétés causées par ses affaires, présenta le *15 novembre* 1887 les signes d'une pneumonie droite, accompagnée d'irrégularités dans les battements du cœur. La température était humide et froide

Le 16, vers midi, F. . voulut se lever pour uriner et l'on eut grand peine à le remettre dans son lit. Mandé immédiatement, je le trouvai *aphasique* avec une hémiplégie complète du bras droit et presque absolument complète de la jambe droite, c'est-à-dire que lorsqu'on fléchissait fortement la jambe, elle revenait machinalement en extension. L'intelligence paraissait surnager , d'ailleurs le malade n'avait jamais présenté de troubles de ce côté. Actuellement, malgré tous ses efforts, il ne pouvait prononcer que le mot *oui* La langue était saburrale, un peu déviée à droite, et la face abaissée de ce côté, les yeux n'étaient pas absolument symétriques, quoiqu'il n'y eut pas de déviation à proprement parler Je pinçai le malade qui paraissait sentir, même du côté paralyse , la température accusait dans l'aisselle droite six dixièmes de plus que dans celle de gauche. Le soir, l'état s'était aggravé · la face était vultueuse, le pouls inégal, très irregulier, l'impulsion du cœur exagérée sans bruit de souffle perceptible Asystolie, respiration difficile, type Cheyne-Stokes incomplet, fièvre prononcée, émission involontaire des urines,

La nuit fut agitée, mais, contrairement à mes prévisions, les phénomènes de paralysie avaient diminué le lendemain matin, le malade bredouillait déjà quelques mots presque inintelligibles, et il commençait à remuer l'avant-bras sur le bras Le soir, il existait encore une grande difficulté dans la parole, mais les mots devenaient plus nombreux et le malade remuait le bras et la jambe

Le *lendemain matin 17*, la face était redressée, les mouvements au complet et la parole presque entièrement naturelle. La respiration seule s'entrecoupait de temps en temps pour reprendre ensuite sa régularité et les mouvements du cœur étaient devenus moins anormaux. L'amélioration faisait des progrès rapides les jours suivants, l'incontinence d'urine avait disparu, et *le 19*, le malade pouvait s'asseoir aisément sur son lit La pneumonie seule persistait et avait envahi les deux poumons La céphalalgie avait disparu La sensibilité dans le côte malade était revenue dès le 17 A aucun moment, je n'observai de phénomènes vaso-moteurs à droite

Le *18 novembre*, crachements sanguinolents le matin, rouillés le soir. Pour la première fois, un peu d'agitation durant la nuit. T. 39° le soir.

Les *19* et *20*, augmentation des crachats, qui sont fluides ; toux, oppression, irrégularité du pouls, delire la nuit, potion tonique T M 38°9, S. 39°5.

Le *21*, sulfate de quinine, toniques, crachats fluides, fièvre, affaissement Les mouvements et le cerveau continuent à être très libres. T. 39°5

L'oppression augmente de jour en jour et ne laisse que de rares intervalles entre les crises. Le corps est couvert de sueurs abondantes, les deux poumons sont envahis dans une grande etendue La fièvre est plus grande durant la nuit, le delire est partiel et la connaissance persiste. Les urines sont rendues volontairement. Les crachats sont excessivement abondants, fluides, sanglants. Ventouses sèches en grand nombre, sulfate de quinine, gouttes amères de Baumé.

Le *22* et le *23*, la temperature reste stationnaire à 39°7. Intégrité des mouvements à droite.

L'etat s'aggrave rapidement, et le malade meurt le *24*. L'hémiplégie et l'aphasie étaient complètement gueries.

Observation VII. — *Affection cardiaque. — Pneumonie droite. — Hemiplégie droite avec aphasie. — Mort. — Autopsie : cerveau sans lésion appréciable.* Balzer, cité par Salomon, th. Paris, 1893.

Le malade âgé de 45 ans, est entré à l'hôpital pour une affection mitrale. Asystolie.

Tandis que l'affection cardiaque s'améliore, survient une pneumonie droite.

A l'auscultation, on entend dans les lobes inférieur et moyen du poumon droit du souffle tubaire. T. 38°.

Dans le troisième jour de cette pneumonie, le malade est pris brusquement d'hémiplégie droite avec aphasie, c'est à peine s'il peut prononcer quelques mots, comme tous les aphasiques.

L'hémiplégie est flasque, l'intelligence n'est pas complètement abolie.

Cette situation dure cinq jours, la mort survient dans la nuit du cinquième.

Autopsie. — Cœur modérément hypertrophié avec insuffisance des valvules mitrales

L'aorte presente tout près de son origine à sa partie convexe un anévrysme du volume d'un petit œuf de pigeon avec épais revêtement fibrineux.

Poumon gauche normal Le poumon droit présente dans son lobe inférieur une hepatisation rouge généralisée ; en quelques points on trouve des foyers d'hepatisation grise.

La rate est un peu volumineuse et le foie est congestionné.

Le cerveau est absolument sain ; la section des lobes frontaux ne presente aucune particularité L'examen histologique de la troisième circonvolution frontale gauche ne revèle pas de trace de corps granuleux qui puisse faire songer à un ramollissement.

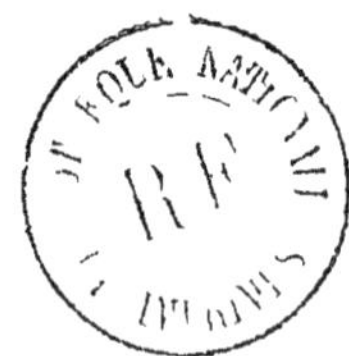

INDEX BIBLIOGRAPHIQUE

Boulloche — *Des paralysies pneumoniques* Th Paris 1891-92

Carre — Paralysies dans la pneumonie *Gaz Hebd* , 1888

Carrieu — Aphasie avec hémiplegie au cours d'une pneumonie *Gaz hebd Sc Med Montpellier*, 1882

Charcot — *Policlinique*, 1887 88.

David. — *De l aphasie hystérique* Th Paris, 1883-84.

Gubler — Des paralysies dans leurs rapports avec les maladies aigues et en particulier des paralysies astheniques diffuses des convalescents. *Arch gen. de med* , t XVI et XVII, 5e serie

Hulsmeyer — *Ueber einen Fall von Aphasie und* Hemiplegie nach pneumonie Inaug Dissert , Wurtzbourg, 1885.

Kuhn — *Deutsches Arch f klin Med* , 1883, 34e vol , 1 f p 56.

Landouzy — *Des paralysies dans les maladies aigues* Th agrég. Paris, 1880.

Legroux — *De l'aphasie* Th agreg Paris, 1875

Lépine — *De l hemiplégie pneumonique* Th. Paris, 1870

Lepine et Guérin — Sur la presence d alcaloides toxiques dans l'urine et dans certains liquides pathologiques *Rev Med* , 1884

Longuet — De l aphasie transitoire de la fievre typhoide *Union medic* Avril 1884, p 717.

Macario — *Bulletin general de therapeutique* dec 1850

Macario — Mémoire sur les paralysies dynamiques *Gaz Med Paris*, 1857 et 1858.

Netter — De la meningite pneumonique *Arch Gen. de Med* 1887.

Roger et Gaume — Toxicité de l urine dans la pneumonie. *Rev méd* 1889.

Rondot — Contribution a l étude des paralysies consécutives a la pneumonie *Gaz hebd Sc med Bordeaux* 1882, p 495.

Stephan. — Des paralysies pneumoniques *Rev med* 1889.

Straus — Note sur un cas d'hémiplegie survenue au cours d'une pneumonie. *Rev mens* , 1877

Vulpian. — *Leçons sur les vaso-moteurs* t II, 1875.

TABLE DES MATIÈRES

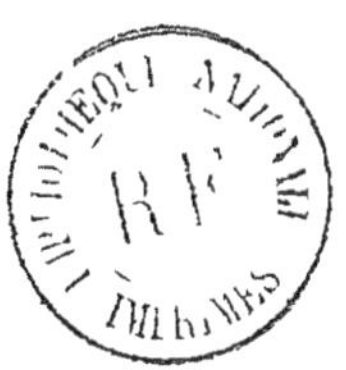

LE MANS — TYP. EDMOND MONNOYER. — JANV. 94

Typ Ed. Monnoyer — Fevrier 1894.

www.ingramcontent.com/pod-product-compliance
Ingram Content Group UK Ltd.
Pitfield, Milton Keynes, MK11 3LW, UK
UKHW020410220726
13923UKWH00004B/1859

9 782019 631574